神经外科开关颅掌中宝

主编　郝淑煜

中国科学技术出版社
·北　京·

图书在版编目（CIP）数据

神经外科开关颅掌中宝 / 郝淑煜主编. -- 北京：中国科学技术出版社, 2025. 6（2025.9重印）. -- ISBN 978-7-5236-1471-6

Ⅰ. R651.1

中国国家版本馆CIP数据核字第2025SE2325号

策划编辑　孙　超　焦健姿
责任编辑　韩　放
装帧设计　佳木水轩
责任印制　徐　飞

出　　版　中国科学技术出版社
发　　行　中国科学技术出版社有限公司
地　　址　北京市海淀区中关村南大街16号
邮　　编　100081
发行电话　010-62173865
传　　真　010-62179148
网　　址　http://www.cspbooks.com.cn

开　　本　880mm × 1230mm　1/64
字　　数　20千字
印　　张　1.75
版　　次　2025年6月第1版
印　　次　2025年9月第2次印刷
印　　刷　北京博海升彩色印刷有限公司
书　　号　ISBN　978-7-5236-1471-6
定　　价　48.00元

编著者名单

主　　编　郝淑煜

副 主 编　李　欢　任　同　初君盛

主　　审　吴　震　季　楠

编　　者　（以姓氏汉语拼音为序）

初君盛　高之宪　郝淑煜

黄　磊　李　欢　任　同

薛　海　于兰冰　张　扬

学术秘书　卢盛华　邓宇轩

内容提要

本书旨在帮助神经外科医师预见开关颅手术中可能发生的风险，并提供策略和方法来防止此类风险。作者基于所在团队多年积累的临床经验，以及在颅底、幕上、脊柱等多个领域丰富的手术实践编写此书，书中汇集了首都医科大学附属北京天坛医院神经外科专家历经 10 年总结出来的开关颅手术技巧，分享了开关颅手术中的 12 个关键步骤。无论是对初学者还是对寻求进一步提升的专业人士来说，本书都可作为重要的参考资料，有助于读者在各类神经外科手术的开关颅手术过程中保持冷静和专注。

主编简介

郝淑煜，中共党员，首都医科大学附属北京天坛医院主任医师，教授，博士研究生导师。2009 年获医学博士学位，师从我国神经外科泰斗王忠诚院士，2015—2016 年在美国国立卫生研究院（NIH）癌症研究所（NCI）交流学习。中国医师协会脑胶质瘤专业委员会青年委员会委员，中国抗癌协会神经肿瘤专业委员会青年委员会委员，中国医疗保健促进会神经外科分会青年委员，北京抗癌协会神经肿瘤专业委员会青年委员会委员，国际期刊 *World Neurosurgery*、*Frontiers Oncology* 特约审稿人，国内期刊《中华创伤杂志（英文版）》特约编委，《中华神经外科杂志》特约审稿人。中国科普作家协会会员，北京市健康科普专家，著有《没有硝烟的手术室：一名外科医生的“战地日记”》《刀尖上的舞蹈：当大脑遇见肿瘤》等。

序

开关颅是每一位神经外科医生的基本功。

从经典神经外科、显微神经外科、微创神经外科，再到现在的精准神经外科，短短20年不到，学科就发生了巨大的变化，检查手段先进了，手术技术进步了。介入技术、神经内镜技术、外视镜、电生理监测等先进设备和技术应用到神经外科疾病治疗中，但大多数神经外科疾病的治疗仍需行开颅手术，不管是脑肿瘤还是脑外伤等都离不开这门基本的手术技术。

每一位成功的神经外科医生，他们的手术技术锻炼都是从开关颅开始的。把颅开好，病灶得到很好的显露，切除肿瘤就变得相对简单起来，减少脑组织损伤也就成了水到渠成的事情。我曾经作为王忠诚院士的助手进行开关颅手术，深知如果没有练就很好的开关颅技术，手术根本不可能做好。

练习开关颅技术不是一朝一夕的

事情，需要进行大量的、日积月累的培训，而且要重视细节，从患者的体位、头架安放、钻孔、硬膜悬吊，到最后的缝合，哪一个细节出了问题，手术都达不到完美，大量重复性训练才能实现神经外科医生对开关颅的手部肌肉记忆，这种训练没有捷径可走，需要长期训练。

目前，我国尚缺少这样针对开关颅技术的参考书。郝淑煜教授10多年前在首都医科大学附属北京天坛医院颅底脑干病房接受住院总医师的培训，后来先后在幕上专业组和脊柱专业组接受了亚专业培训，经过大量的开关颅手术实践，总结出实用的开关颅技术并编撰成书，这是他 10 多年临床工作的积累，也代表了首都医科大学附属北京天坛医院目前的主流技术。该书基本囊括了开关颅手术过程中的所有细节，对全国广大青年神经外科医生来说定会有借鉴价值。

首都医科大学附属
北京天坛医院
主任医师，教授，
博士研究生导师

前言

开关颅作为神经外科手术的根基，要求医生具备精湛的技艺和深厚的知识储备，同时也需要坚定的决心和耐心。

本书的灵感来源于“海恩法则”，它警示我们，每一起严重的医疗意外背后，都有许多轻微事故和隐患的累积。正如海明威在《老人与海》中所言，“所有的意外都是意料之中的事情”。编写本书旨在帮助神经外科医生预见开关颅手术中可能的风险，并提供策略和方法来避免此类风险。

成为一名合格的神经外科医生，不仅要掌握技术，更要积累经验。正如古语所言，“合抱之木，生于毫末；九层之台，起于垒土；千里之行，始于足下”。每一位神经外科医生的精湛手术技术都是从基础开始，一步一个脚印地构建起来的。“不积跬步，无以至千里；不积小流，无以成江海”，即使是最细微的进步，也将是通往成功的必经之路。

作者基于所在团队多年在颅底、幕上、脊柱等多个领域的临床手术实践经验，深知医学之路的艰难与挑战。神经外科医生的成长，就如同“万丈高楼平地起”，每一个成功的开关颅手术都是在不断学习和实践中积累起来的。

手术的快慢取决于每一个步骤是否合理，以及操作者对手术步骤的熟练程度。在书中，我们分享了开关颅手术中12个关键步骤，这些都是我们在手术实践中总结出来的宝贵经验，无论是初学者还是寻求进一步提升的神经外科专业人士，都能从中获得有价值的参考，可以帮助读者在复杂的手术中保持冷静和专注，更重要的是，它将帮助读者在神经外科这条充满挑战的道路上，更加稳健和自信地前行。

首都医科大学附属
北京天坛医院
主任医师，教授

目 录

第1章　手术策略：入路选择

神经外科手术入路的选择对于病变的显露，术中脑组织的牵拉及术后患者的反应都有影响。因此，神经外科医生在学习过程中需要充分了解各种入路（表1-1），并根据不同部位的疾病选择最合适的入路。

不同的术者根据个人的习惯和熟悉程度，对类似的病变可以选择不同的入路，因此在入路选择过程中，要

表 1-1　神经外科常见手术入路

幕上开颅	颅底开颅
• 额部开颅 • 额顶开颅 • 颞部开颅 • 顶枕开颅	• 冠切额底开颅 • 额外侧开颅 • 额颞翼点开颅 • 颞底开颅 • 乙状窦后开颅 • 枕下后正中开颅 • 远外侧开颅

充分考虑术者个人因素。

手术入路对于初学者来讲意味着切口和骨窗的范围，但是在神经外科教学过程中，术者一定要提醒住院医师，熟悉自己手术中需要显露的间隙和脑组织的解剖学界限，理解手术入路，再加上重复训练，才能把手术做好（图 1–1）。

例如，对于鞍区肿瘤，不能只告诉住院医师今天手术选择的是额外侧入路，一定要告诉住院医师术中是否需要显露侧裂还是仅侧裂放液即可，

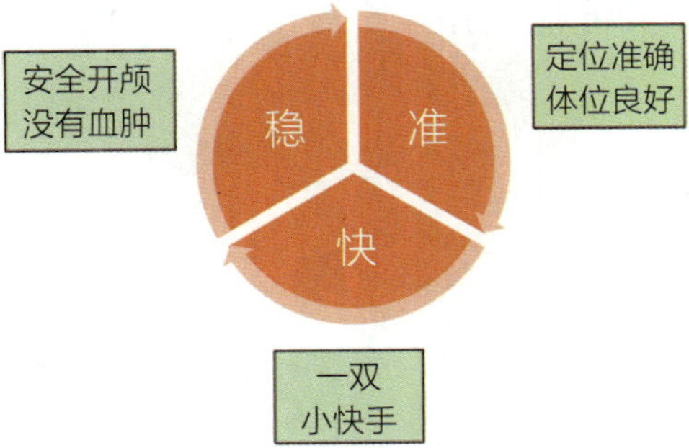

▲图 1–1　开颅手术三要素

是否需要第一、第二间隙肿瘤切除，这样住院医师在显露过程中就有的放矢，否则住院医师不了解术者的需求，在开颅手术中不能达到很好的显露，知其然不知其所以然。当充分了解需要显露的间隙和脑组织的解剖学界限，理解手术入路方式后，住院医师才能把颅开好。

第2章　手术前夜：切口设计和标注

一、切口设计“口诀”

“画切口”分三步；
认清侧别是关键；
左右开错不允许；
医师执照亮红牌；
解剖标志要熟记；
切口定位靠标志；
美观之感也不忘。

二、切口设计“避坑”

坑 1：病例写错侧别。

坑 2：手术室挂错影像侧别。

坑 3：切口画错侧别。

坑 4：外院标记错侧别。

务必要：仔细核对 CT+MRI，注意查体和症状定位。画好切口，术前核对！

三、如何“画切口”

三步法“画切口”。

第一步

将病变的侧别标出，“L”代表左侧（left），“R”代表右侧（right），这是非常关键的一步，手术室内由巡回护士和麻醉医师再次核对侧别。对于急诊手术，尤其是夜间的急诊手术需要特别注意。

第二步

将相应的解剖标志线画出来，如正中线、冠状缝、翼点、中央沟、星点、横窦、乙状窦的头皮投影。

第三步

根据病变的投影将切口画出来。

没有一位住院医师能够一上来就把病变定位做得很好，必须将这三步都完成，才能保证做出一个较合理的切口。

切口设计要结合准确性和美观性，尤其在马蹄形拐角处要有弧度，避免直角，影响头皮愈合。

四、一些常用的体表投影

- 冠状缝：中线鼻根部向后 13cm，两侧向翼点融合（图 2–1 和图 2–2）。

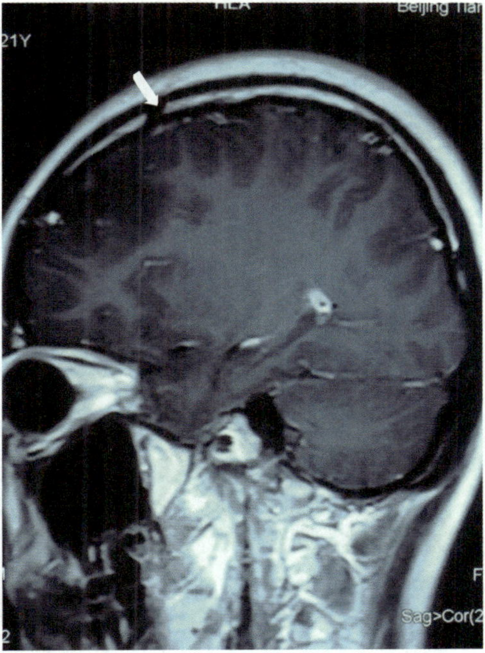

▲图 2-1　要画好肿瘤的体表投影，病变位于冠状缝前（箭示冠状缝），如难以定位，可通过导航等设备辅助定位

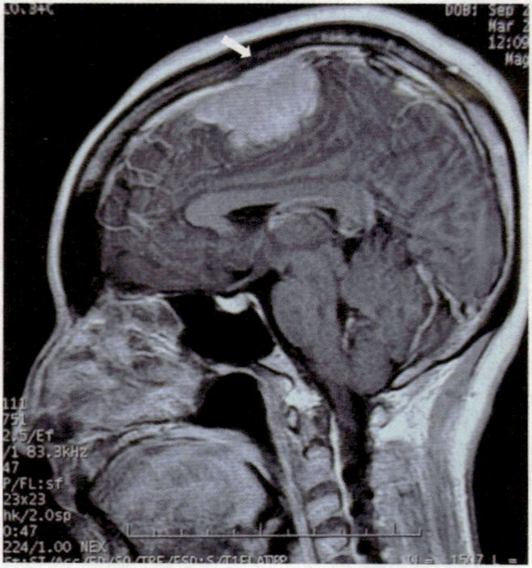

▲图2-2　病变骑跨冠状缝（箭示冠状缝）

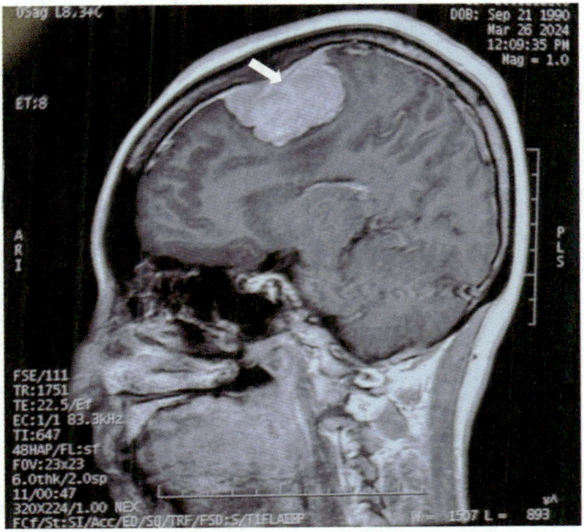

▲图 2–2（续）　病变骑跨冠状缝（箭示冠状缝）

• 翼点：颧弓中点上缘 4cm，或者在两眼裂外眦后方约 3.5cm，离颧弓上缘 4cm 处一点的位置。

• 中央沟：在冠状缝后 5cm。

• 星点：相当于外耳门上缘与枕外隆凸连线的中外 1/3。

第 3 章　何谓视野：体位摆放

在神经外科手术中，患者的头位和体位，以及医生的术中开颅体位对手术的成功至关重要。正确的头位和体位有助于确保手术区域的最佳显露（表 3–1），同时也保护患者免受不必要的压力和损伤。以下是对患者头位和体位的简要说明，以及医生在术中的开颅体位选择指导。

表 3-1　手术体位及名词解释

患者基础体位

- 额底入路——仰卧位
- 翼点入路——仰卧偏头位
- 桥小脑角区（cerebellopontine angle，CPA）开颅——侧卧位
- 远外侧入路——侧俯位
- 顶部入路——侧俯位

患者术中体位

- 手术床：升与降
- 手术床：左偏与右偏
- 头位：抬与低

医生开颅体位

- 高位：幕上开颅——站位开颅
- 低位：幕下及脊柱——坐位开颅

医生镜下体位

- “探”与“掏”
- 放液体位、怀侧止血体位

一、患者的头位

患者的头位是在消毒前，根据手术入路要求调整患者头部的放置位置。头位的类型包括以下几种。

- 仰卧位：适用于大多数标准的额底和前颅底入路手术。
- 侧卧位：用于侧方入路手术，如颞叶手术。
- 侧俯卧位：主要用于顶枕叶、颅后窝或脊柱手术（脊柱手术也可用俯卧位）。

特定的手术入路可能要求特殊的头位调整，如下所示。

- 经蝶窦手术入路：通常采用普通仰卧头位。
- 额部开颅头位：可能需要将头部轻微低于身体，以减少额叶的牵拉。
- 顶部开颅头位：需要曲颈，抬上半身，床低位，以确保手术区域的最佳显露。
- 后枕部开颅头位：侧俯位，适用于枕骨区域的手术。
- 桥小脑角开颅头位：头位应保持侧位水平，不前倾，也不后仰。

二、患者的体位

患者的体位分为基础体位和术中体位。

- 基础体位：根据不同的手术入路，在开颅前合理安排患者的体位，侧位及侧俯位要注意患者肩膀的安置，肩膀前倾，托盘后置，放置合适的位置，以防托盘的方角影响侧方操作，如 CPA 开颅以托盘前端平髂嵴为合适。
- 术中体位：在手术过程中通过调整手术床的升降、左倾和右倾来优化手术区域的显露。

三、医生的体位

医生的体位对于保持其手术过程中的舒适度和保证手术效率至关重要。通常由于神经外科手术时间较长，医生的体位应尽量减少体力消耗，避免颈椎和腰椎的疲劳。具体建议包括如下。

- 幕上开颅：站立姿势可能更为省力，有助于手臂舒展，提高手术效率。
- 枕下开颅和脊柱手术：坐姿可能更为合适，因为它提供了更直接的视野，便于寻找正中线，防止向下方倾斜。

第 4 章　步步经颅：头架安装和拆卸*

一、头架安装和拆卸“口诀”

神外手术上头架；
减力借力和防压；
助手抱头不简单；
头位得当靠助手；
五个关节固定好；
开颅安全又稳定；
撤完头架上头托；
两个螺栓要拧紧；
接台安全有保障。

---

*. 注释：本书中的头架内容均以 Mayfield 头架举例说明。

二、上头架的目的

对于现代神经外科来讲上头架（图 4–1）非常重要，头架有三个目的（表 4–1）。

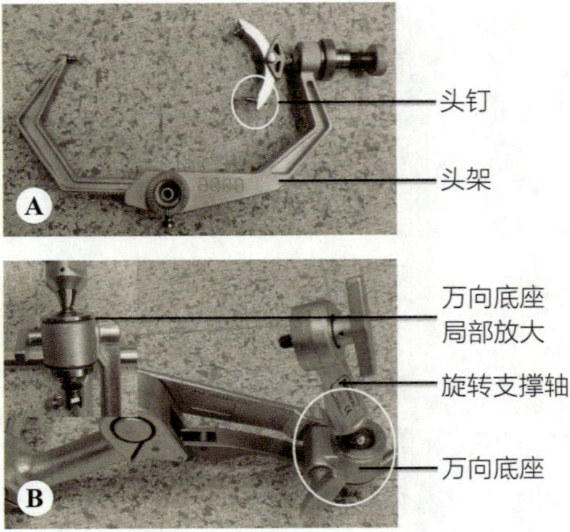

▲图 4–1　常见 **Mayfield** 头架的部位名称

表 4-1　使用头架的三个目的

目的	
稳定	使头颅具有稳定性、牢固性和灵活性，方便头位调节，为附加牵开器的放置提供支架
减力	头架将高速动力系统（磨钻、铣刀等）的震动进行力量分解，减少头部振动
防压	头架固定后避免耳郭、眼部、头面部受压

上头架第一个目的是增加稳定性，头架固定以后，使头颅具有稳定性、牢固性和灵活性，方便头位调节，另外，还可以为附加牵开器的放置提供一个支架。

第二个目的是减少动力系统的压力。开颅过程中需要使用高速磨钻和铣刀，头架可以将动力系统磨钻和铣刀的振动进行力量分解，使动力系统的力量通过头架到手术床进行动力分解，减少其对头的共振，降低桥静脉破裂出血的风险。

第三个目的是防止压伤。在时间较长的手术中，耳郭、眼部、头面部受压可产生压伤，头架固定后可让头颅悬空，使单个受力点处在悬空的位置，以减少头颅的压伤。

三、如何抱头 + 头钉定位

具体操作如图 4-2 所示。

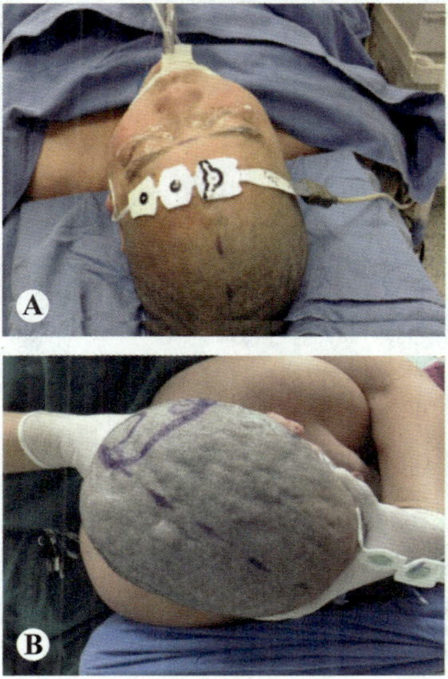

▲图 4-2　上头架时抱头 + 头钉定位

A. 患者完成麻醉；B. 虎口放置在眉弓，防止头钉误伤眼眶

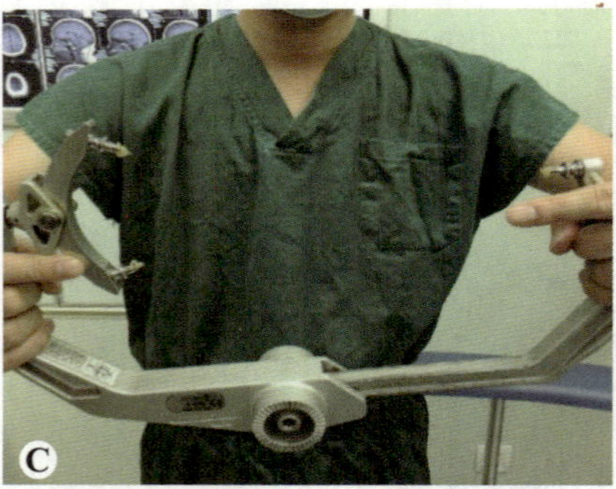

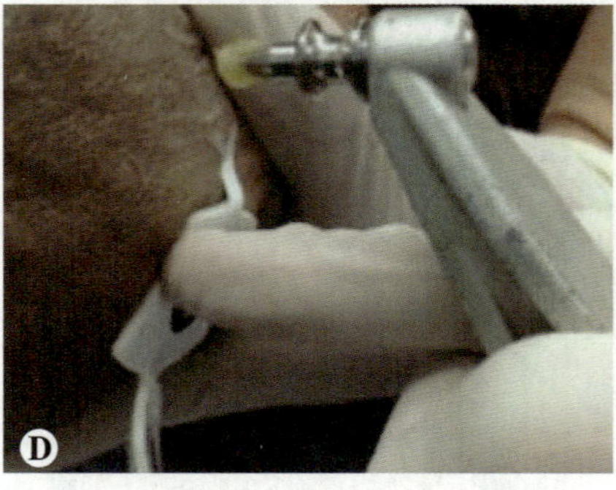

▲图 4-2（续） 上头架时抱头 + 头钉定位

C. 正确手持头架（D）示指伸出，长于单钉侧，作为安全保护，避免收臂过度直接固定

四、颅后窝头架的注意点

颅后窝头架要加强颅后窝的显露，因此颅后窝上头架有三个特殊动作，其目的是增加枕颈的间隙，充分显露颅后窝。

- 拉：在万向轴松弛下，将枕部和寰椎间隙拉开。
- 收：在万向轴松弛下，收下颌，尽量将颅后窝展开。
- 抬：在头架锁定前抬下颌，其目的也是将颅后窝展开。

五、上头架有哪些注意事项

避免颞骨鳞部、星点、乳突、矢状缝等关键部位被头钉扎伤。头钉的潜在并发症如下。

- 头皮裂伤。
- 头钉误入颅骨缺损处。
- 头钉误扎分流管或DBS线（图4-3）。

六、天坛医院头架评分法

1. 三钉位置是否在危险骨质上（正确1分，错误0分）

头架固定时，三钉要尽量避免危

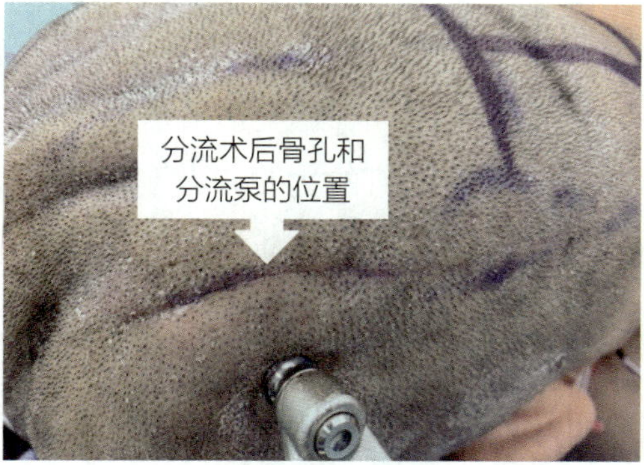

▲图 4-3　头架误伤引流泵和前次手术骨孔

险骨质，如颞骨鳞部、横窦、矢状窦、额窦、乳突等，放置位置不当会导致硬膜外血肿等危险发生。

2. 头部重心是否在头钉力线上方（正确 1 分，错误 0 分）

头架固定后，头部重力和开颅

振动力通过三钉进行力量传导（图4–4），如果头部重心在三钉力线下方，就会使三钉的力量产生钝角切应力，进而增加不稳定性。简言之，头钉应分布于“出汗带”的范围内（头钉可在发际线之外）。

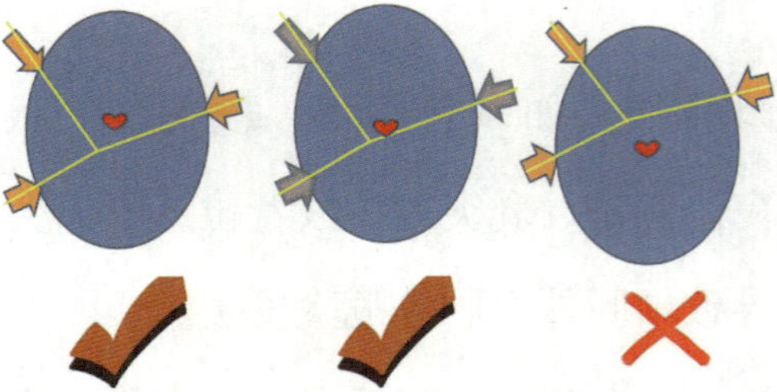

▲图 4–4　头部重心需要在三钉力线交汇点之上

3. 支撑轴垂直（小于 10°）（正确 1 分，错误 0 分）

支撑轴力量应该垂直传导，如果支撑轴不垂直，开颅时就会有切应力，增加头架的不稳定性（图 4–5）。

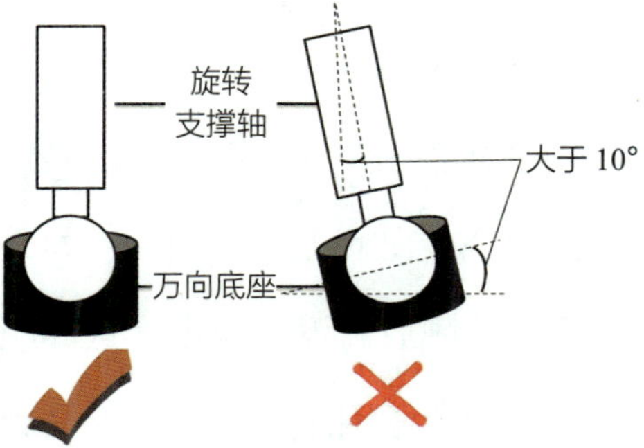

▲图 4–5　头架球窝关节等角度示意

4. 水平轴垂直（小于 10°）（正确 1 分，错误 0 分）

支撑轴通过万向轴与水平底座连接，如果水平底座出现角度，三钉的力量也会产生切应力。

5. 头位得当（利于手术显露）（正确 1 分，错误 0 分）

头架固定后头位是否得当，决定手术的显露（如颅后窝手术），如果头架固定后颅后窝没有拉出，这样颅后窝显露会非常困难，因此头位是否得当也是头架安放优劣的关键因素。

头架 C 形环尽量水平，以利附加

固定器安放。

以上 5 点每一项为 1 分，如果未达 3 分，头架固定视为不及格（表 4–2）。

表 4–2　头架评分表

关键点	得　分	扣　分
三钉位置是否在危险骨质上	1	0
头部重心是否在头钉力线上方	1	0
支撑轴垂直（小于 10°）	1	0
水平轴垂直（小于 10°）	1	0
头位得当（利于手术显露）	1	0

七、头架关节固定的顺序

头架关节固定的顺序如图4-6所示。

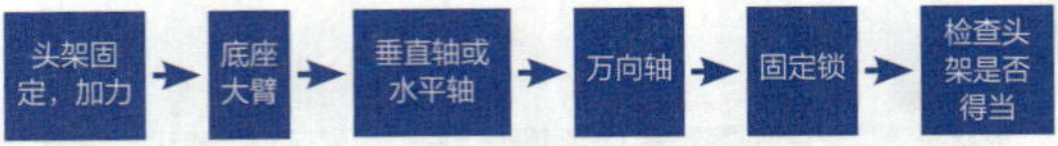

▲图 4-6　头架关节固定的顺序

要注意，头钉拧入的力量应根据头架手柄最外侧露出的格数来定，每一格代表的力为20磅（1磅≈4.45牛顿），成年女性需露出3格计60磅（1磅≈4.45牛顿），成年男性露出3.5格计70磅（1磅≈4.45牛顿）。同时，要警惕头钉拧入力度不足导致固定锁未扭紧（图 4–7）。

应尽量避免将两钉放置在患者额

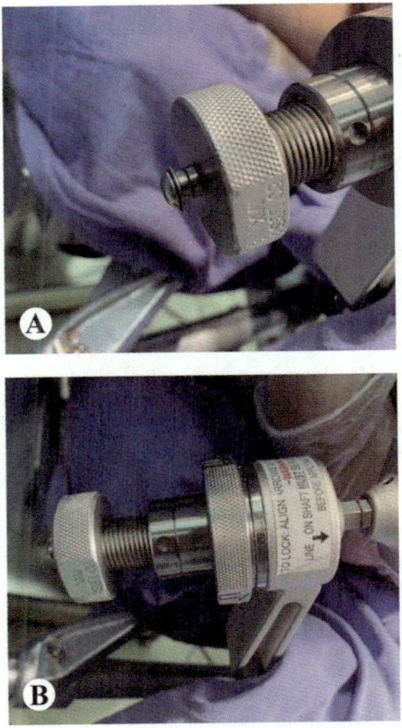

▲图 4–7　重大隐患：男性患者，头钉拧入力度不足（**A**），固定锁未扭紧（**B**）

部。由于头架的手柄有一定长度，铺单以后可能会影响术者操作，这时在额部放置两钉是难以避免的。

八、撤头架的顺序

助手抱头，将手术床头板放置在床边，解除头架压力，压力被完全释放，拉动C形环下方拉栓，拉开头架，放置手术床头板，固定下方螺栓，头部放下。

一定要注意固定下方螺栓，如果螺栓松动或不固定螺栓，后果不堪设想（图4-8）。

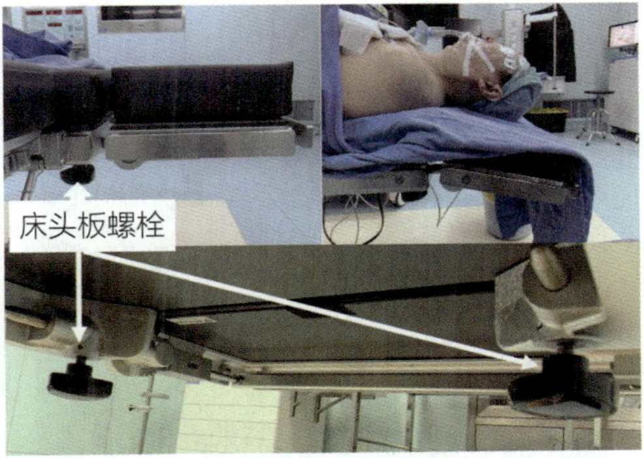

▲图 4-8　重大隐患：拆卸头架放回头枕时，务必要拧紧固定螺栓防止床头板滑脱

九、头钉所致的头皮出血或裂伤的处理

拆完头钉后有活动性出血，要尽量缝合止血，不存侥幸心理（图 4-9）。

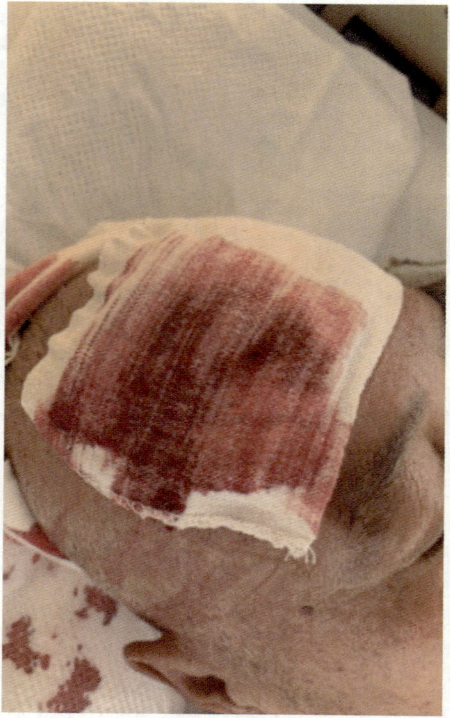

▲ 图 4–9　头钉拆除后压迫止血失败，伤口渗血后又补缝合一针

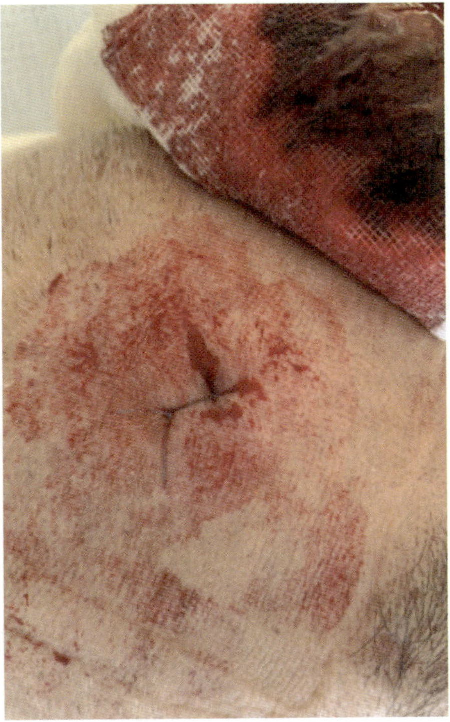

▲图 4-9（续）　头钉拆除后压迫止血失败，伤口渗血后又补缝合一针

十、什么时候不需要上头架

手术时间小于4小时、幕上病变、病变显露简单的手术不需要上头架。

第5章　珠圆玉润：皮瓣和肌肉的处理

切皮过程，要尽量保证术野的干净。按照解剖层次进入，切皮充分，头皮达到骨窗所需的范围，皮肤切口不应小于骨窗范围。梯度进入，才能保证安全显露。在脑外伤去骨瓣减压术中，如果皮瓣范围小于骨窗，在颅骨修补时，修补材料植入困难。

一、皮瓣和肌肉处理“口诀”

切头皮缝头皮；

住院医师勤做起；

解剖层次要牢记；

帽状腱膜很关键；

皮下缝合就缝“帽”；

额颞开翼点路；

血管神经要保护；

后正中找中线；

缝合叠瓦下到上；

皮下线结短留下；

伤口黑黑就有鬼。

二、头皮夹的使用

幕上开颅需要使用头皮夹止血，在幕下开颅由于切口较短，牵开器使用后头皮紧张减少了渗血，因此幕下开颅头皮夹较少使用。

切皮的时候，一定要切开帽状腱膜。帽状腱膜对头皮有非常重要的固定作用，如果帽状腱膜没有切开，头皮则无法上头皮夹。

上头皮夹有 2 个步骤，第 1 步，张开头皮夹（张开嘴）；第 2 步，往里推，简言之“张开嘴，往里推”，这样能保证得到一个饱满的头皮夹。

三、切皮的顺序

从安全的地方往危险的地方切，从上往下切，切刀不应在拐角处停滞，如在拐角处停滞后，容易在切皮时形成直角。

四、额颞翼点开颅

额颞翼点开颅是神经外科最常见的开颅方式，其外衍入路如额外侧入路、耳前颞下经颧弓入路、去大骨瓣减压术等。额颞开颅切皮的关键点为

“一根血管和一根神经”的保护，即“颞浅动脉”和“面神经颞支”的保护。

五、处理颞浅动脉

在额颞翼点开颅中，颞浅动脉的一分支很难保护，切断后要严密止血。如果没有严密止血，在拆线过程中会出现颞浅动脉的破裂出血，对于外伤去骨瓣减压术后的患者来说，一旦颞浅动脉破裂会带来极其危险的后果。

颞浅动脉的安全处理包括以下要点：①术前在无麻醉情况下画出颞浅

动脉走行，麻醉后血压下降，再触摸颞浅动脉搏动微弱；②额颞开颅的切皮顺序为从额部往颞部切皮（图5–1）。从安全的地方开始，如遇到颞浅动脉分支破裂，因此时已经将皮肤切开，术野敞亮，控制方便；如

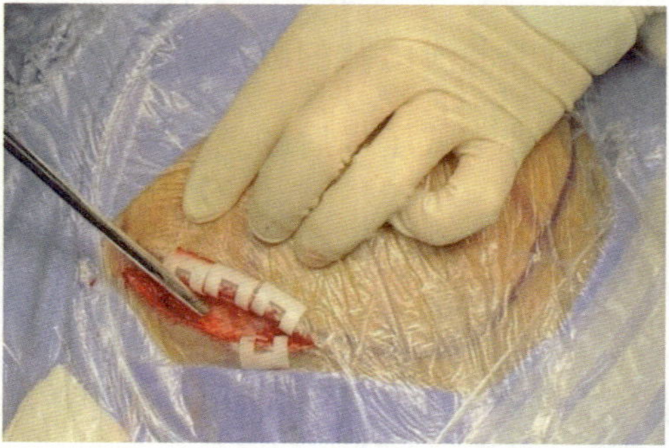

▲图 5–1　从额侧起刀向颞部扩展

果从颞部起刀，第一刀下去，颞浅动脉就可能破裂出血，这时候场面会非常狼狈。颞浅动脉破裂后的操作步骤是“烧灼止血，切断血管，再烧灼残端”，简言之“烧—切—烧”这样才能充分止血；③关颅时要尽量先将颞部缝合后再缝合额部，原理同上。

六、保护面神经

保证面神经不会受损伤，额部必须在骨膜下，颞部在筋膜间脂肪垫—颞肌筋膜深层间（筋膜间入路），或者颞肌筋膜深层—深层脂肪垫 / 颞肌间（筋膜下入路）分离，也可以额颞肌皮瓣一体，向角突方向分离。

七、枕下后正中开颅：寻找白线

后正中开颅的中线寻找非常重要，术者要低坐位开颅，如后正中开颅中线找不到，很大可能是偏向下方了，因此建议后正中开颅的过程中，术者取一个低位开颅位，尽量平视，这样对于找白线会起到一定的作用。另外，对白线的寻找，我们建议从枕外粗隆向颈部来寻找，枕外粗隆位置比较固定，找中线比较容易。

第6章　手持重器：钻孔

一、钻孔处理“口诀”

动力钻切割铣；

开颅加速靠手柄；

动力钻不打滑；

中心点先扎起；

钻几孔如何定；

年龄位置和大小；

老年人硬膜黏；

多钻孔不吃亏；

矢状窦乙状窦；

钻孔剥膜再铣起；

用铣刀仰起头；

硬膜分开再前走；

铣刀铣有顺序；

上到下安再险；

遇出血马上停；

压上骨蜡换边铣。

二、如何选择钻孔数量

钻孔的个数首先要考虑疾病的性质，开颅的位置（幕上、幕下），骨瓣的大小，患者的年龄，与静脉窦的关系等诸多因素。

对于脑外伤患者，想要实现短时间内把颅骨打开，且术后骨瓣复位的可能性不大，因此钻孔的数量可不同于常规开颅。在设计的大骨瓣边缘，每隔 5～6cm 钻孔，这样很快就能将骨瓣卸下来，为迅速缓解颅内压争取时间。

对于老年人开颅，硬膜往往与颅骨内板粘连非常紧密，这时候钻孔要避免“一孔制”，多打几个孔，尽量剥离硬膜，可降低铣破硬膜的风险。

三、如何选择钻孔位置

• 幕上开颅，如果跟静脉窦相关，要在静脉窦附近钻孔，然后剥离静脉窦，防止静脉窦破裂。顶枕部开颅中一定注意翻身上头架后头皮下滑导致过窦开颅。

• 额颞翼点开颅，可以选择角突关键孔（key hole）钻孔，为了避免术后关键孔位置的骨质缺损及外观影响，亦可选择在关键孔对侧颞上线钻孔。

• 颅底开颅的钻孔，要考虑对颅底的显露范围，因此要选择接近颅底位置钻孔。

- 改良岩前入路钻孔，选择在颧弓根部钻孔。

- 枕下乙状窦后钻孔，选择星点或乳突根部上下各一孔，避免乳突导静脉破裂带来的不便。

- 枕下后正中钻孔，由于枕外粗隆和枕内嵴存在，可选择枕外粗隆下的两侧钻孔。

四、钻孔的顺序

为了降低钻孔的风险，尽量先钻安全孔，并选择由骨窗的低位向高位钻孔，如果先打高位的孔，出现板障或硬膜出血，当打低位孔时，就会一直浸在血中，影响术野（图 6–1）。

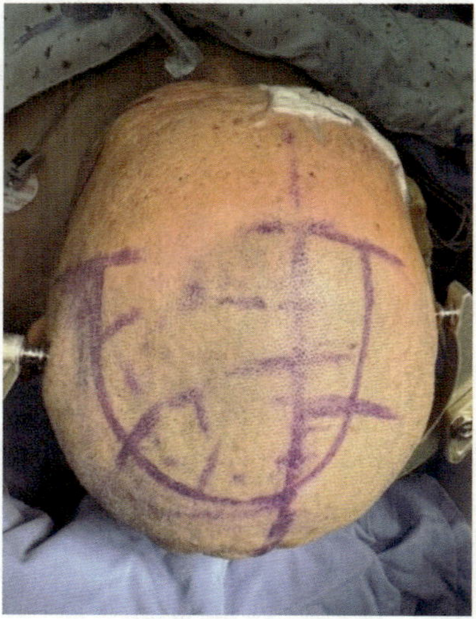

▲图 6–1 推荐的钻孔顺序（安全到危险，由低到高）

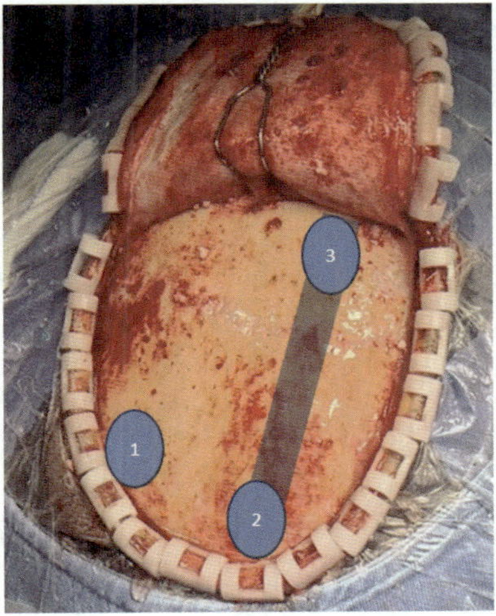

▲图 6-1（续）　推荐的钻孔顺序（安全到危险，由低到高）

五、用动力系统之前的准备及使用动力系统的难点和风险

在动力系统（动力钻、铣刀、微

钻等）使用之前，要把周围的术野清理干净，如纱布、棉条等都要移出术野，防止动力系统卷搅纱布和棉条。另外，将骨膜剥离干净，有助于防止动力钻打滑。使用动力系统的难点和风险见表 6–1。

六、如何钻孔

电钻的使用，首先要垂直骨面，动力钻的中心点变为第一受力点，这时动力钻就不会打滑。当然，必须经过一定的训练，才能保证动力钻使用不打滑（图 6–2）。

表 6-1　新手常见的使用动力系统的难点和风险

难点和风险	原因及解决办法
开颅钻打滑	非支点受力
铣刀断裂	非垂直骨板，侧方有侧应力
硬膜铣破	分离硬膜不充分，铣刀非仰头
铣刀在翼点难以通过	铣刀经过前微钻磨薄蝶骨嵴

颅后窝开颅，助手要将骨膜剥离子放置在枕骨大孔处，防止动力钻滑脱误伤枕骨大孔。动力钻的脚踏可以调节速度，脚应平行控制脚踏；动力

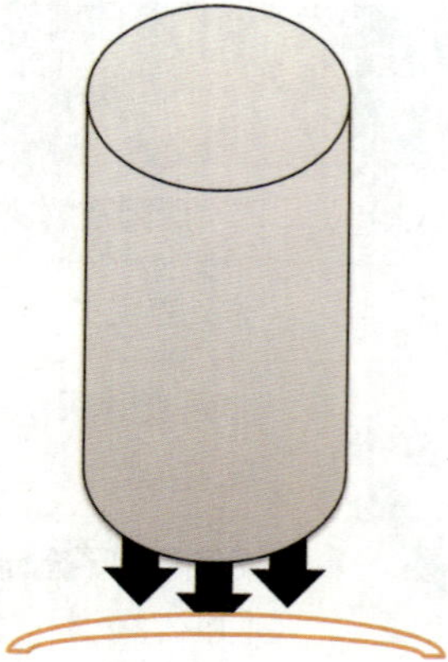

▲图 6-2　开颅钻中心为第一受力点

钻的速度控制应为“低速启动，高速运行，自动停止”。

七、如何打水

为了防止动力系统产热和烟气过

多，需要打水降温，打水的程度为骨沫较稠的骨泥浆即可，打水较多和较少均不合适。

打水不应迎着铣刀头冲水，会导致水飞溅。最佳位置为水滴在动力钻头和铣刀头上方的动力杆。

动力系统使用时建议医生佩戴护目镜，防止血水飞溅入医生眼睛内。

八、如何剥离硬膜

铣刀使用之前要将骨孔周围的硬膜进行剥离。包括硬性剥离和软性剥离。

• 硬性剥离：可使用刮勺和神经剥离子将骨孔周围硬膜同颅骨内板剥离，要防止神经剥离子误伸入破损的硬膜下。

• 软性剥离：指使用明胶海绵压入骨孔，柔性分离硬膜与颅骨内板。软性剥离在静脉窦的分离中起到重要作用，对于静脉窦附近的开颅术，明胶海绵的使用一方面起到分离硬膜与骨板的作用，另一方面对硬膜或静脉窦渗血起到了压迫止血的作用。

往往需要硬性剥离结合软性剥离来分离硬膜。

第 7 章　心怀敬畏：铣刀的用法

铣刀的使用建议采用执笔式，通过手部虎口可以看到铣刀头，完全直视使用铣刀。

铣刀的使用可选择略向后仰 10° 的方法（图 7-1），禁止前倾，这样容易钩破硬膜。铣刀的使用力量为向前轻轻推动的力量，“提”“压”“拉”的力量都不对。

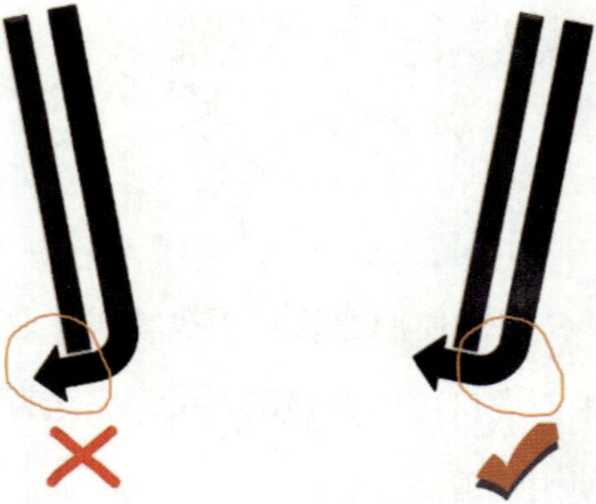

▲图 7-1　铣刀的使用，手柄略后仰

一、铣刀的顺序

铣刀应该由低向高使用，由安全往危险的地方推动前行，将出血的风险留到最后，避免“浴血奋战”。

动力钻的脚踏可以控制速度，铣刀的速度流程为“低—高—低”，低速启动，高速运行，到目标终点低速运行，最后突破。

二、如何避免铣破硬膜

- 根据年龄选择钻孔数量：“一孔制”。
- 仔细剥离：刮勺 vs. 神经剥离子。
- 姿势很重要：执笔式 vs. 握式；仰头 vs. 低头。
- 知进退：出水后退铣刀，换方向（硬膜铣破）。

三、铣骨瓣过程中遇到出血的处理

铣刀使用过程中如遇到出血，首先要停下铣刀，确认血回收等抢救设备到位。铣骨瓣过程中出血包括板障静脉出血（乙状窦后入路的乳突导静脉），硬膜动脉出血，误伤静脉窦致其破裂出血等，用骨蜡、明胶海绵等压迫出血点，换另一方向铣骨瓣，同时邀请高年资医生予以协助，严禁暴力开颅、“浴血奋战”，造成过度失血。

四、避免铣刀误伤相关器械

使用铣刀时，应避免铣刀误伤相关器械，如图 7–2 所示。

五、微钻的使用

建议执笔式使用微钻，并寻找合适的支点（如用小指轻轻垫在骨窗外），增加微钻使用的稳定性。

六、铣下骨瓣后如何降低坠地风险

尽管开颅过程中骨瓣坠地很少发生，但还是值得特别注意。

骨瓣坠地最常发生于医护传递

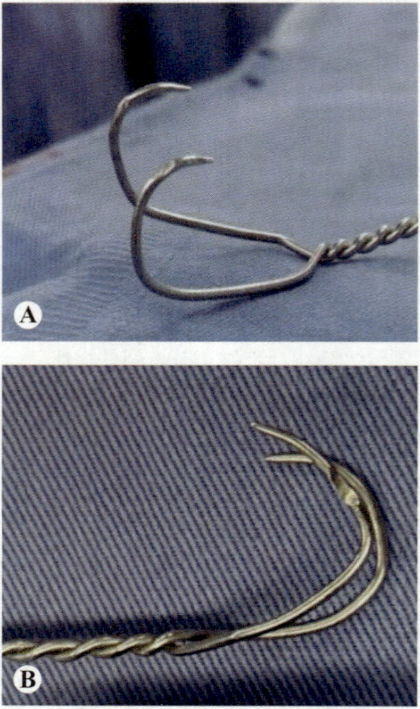

▲图7–2　铣刀与金属器械的“亲密接触”，伤及相关器械（A、B、C、D 图拍摄于天坛医院手术室）

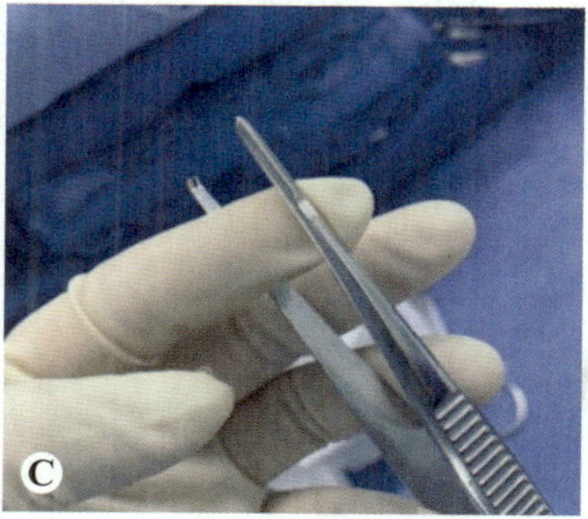

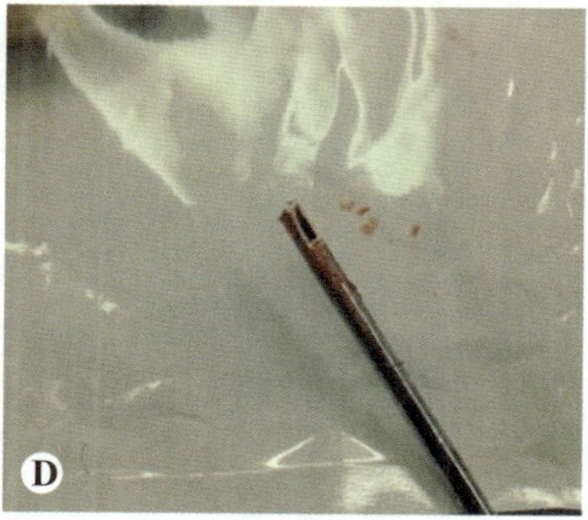

▲图 7-2（续）　铣刀与金属器械的"亲密接触"，伤及相关器械（A、B、C、D 图拍摄于天坛医院手术室）

过程中，因此尽量减少医护传递的次数，骨瓣铣下后，骨瓣不离手，马上打悬吊孔，可以减少2次医护传递。

其他骨瓣坠地的环节包括以下几方面。

- 铣刀用力过猛离断骨瓣时没有减速，导致骨瓣飞起。
- 骨瓣放置在手术台边缘。
- 骨瓣放在纱布或常用器械动力电线旁，操作时带下骨瓣。
- 医生钻孔没有握紧骨瓣。
- 骨瓣纱布包裹后没有引起足够重

视误当纱布抛弃。

• 小片骨瓣（如颧弓，铣下的第二骨条）要向器械护士特殊交代防止误扔等。

第 8 章　细嗅蔷薇：硬膜悬吊

经统计一次钻孔并完成一个硬膜悬吊的过程需要 18s，如何来选择悬吊多少针——一个普通的骨瓣，一侧悬吊 2 针即可。

对于危险的地方（额底有额窦、颞底有乳突气房）不能钻孔悬吊（图 8–1），悬吊在骨膜上即可。

高龄患者硬膜和颅骨内板粘连比较紧密的地方，并不要求悬吊硬膜；

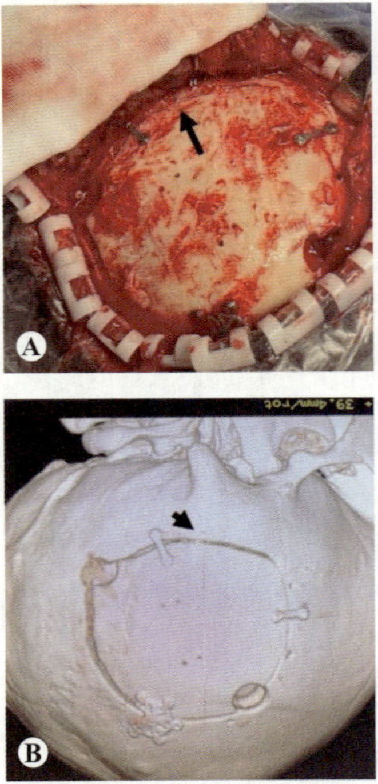

▲图 8-1　颞底钻孔悬吊，由于乳突气房发达，导致乳突开放，形成脑脊液鼻漏，二次手术修补脑脊液漏

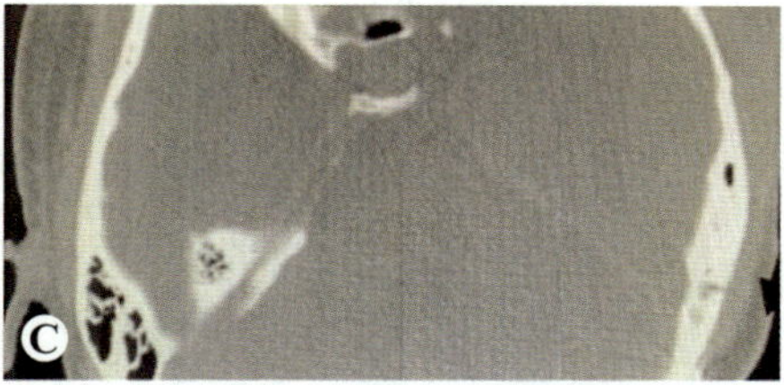

▲图 8-1（续）　颞底钻孔悬吊，由于乳突气房发达，导致乳突开放，形成脑脊液鼻漏，二次手术修补脑脊液漏

对于中线处，不需悬吊硬膜。

硬膜悬吊仅悬吊单层硬膜即可，悬吊过深容易损伤皮层静脉，导致蛛网膜下腔出血，影响手术（图 8-2）。

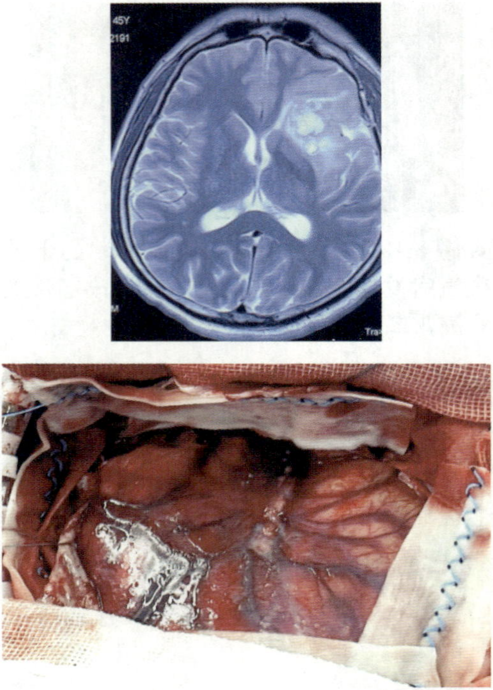

▲图 8–2　额叶、岛叶胶质瘤，悬吊硬膜过深，损伤额叶静脉，导致严重蛛网膜下腔出血

第 9 章　镜下操作：硬膜剪开与缝合

建议在显微镜下剪开硬膜，可以减少硬膜下静脉的损伤（图 9–1）。

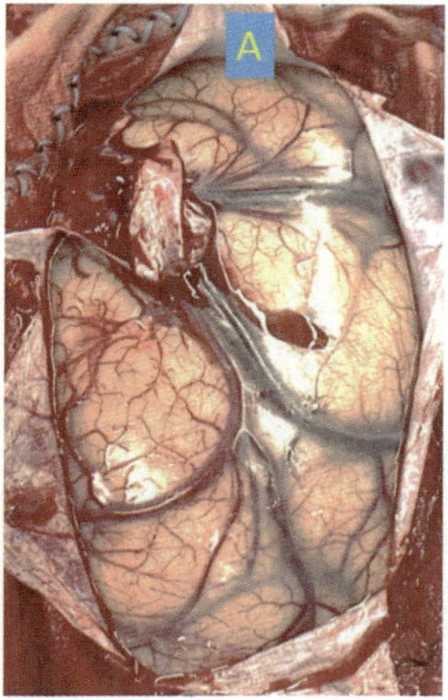

◀图 9–1　硬膜剪开时避免损伤引流静脉，如图可见向中线引流静脉提前汇集成静脉湖

硬膜剪开的方式，包括弧形、X形、π 形切开等（图 9–2），尽量达到完全的脑组织显露。对于严重颅脑损伤的硬膜切开，可以选择切碎硬膜，不会对引流静脉产生卡压（图

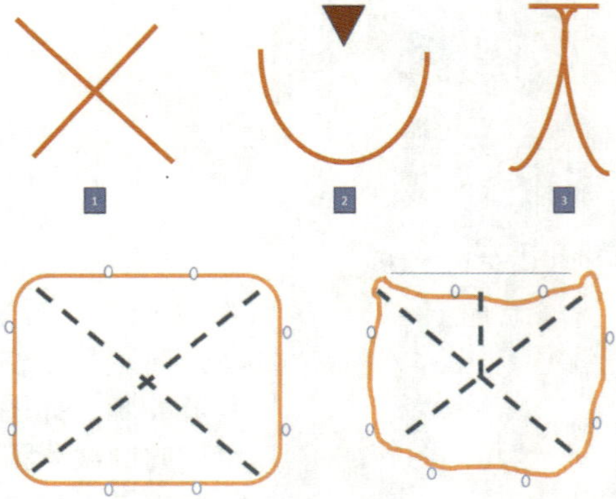

▲图 9–2　常见的硬膜剪开方式

9-3）。硬膜可以选择人工硬膜进行缝合。

硬膜缝合尽可能达到水密缝合。对于功能区部位有引流静脉存在的，无法实现水密缝合。

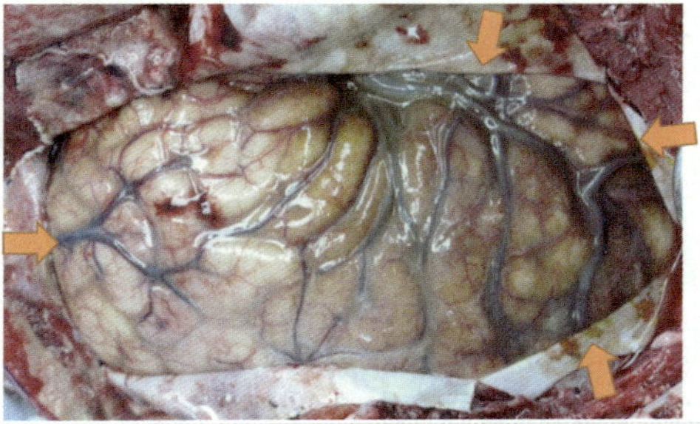

▲图 9-3　去骨瓣减压时硬膜充分剪开，防止卡压引流静脉

第 10 章　未雨绸缪：引流管放置

一、什么情况放引流管

创面较大的手术，止血困难的手术，脑室内肿瘤、丘脑肿瘤深部静脉可能受到影响的手术，要放置引流管。脑外伤去骨瓣减压时需要放置引流管（脑外伤手术“三件宝”：外减压——去大骨瓣；内减压——清除血肿和挫裂伤脑组织；放引流管）。

二、引流管如何放置

深部瘤腔，脑室内的引流管要在显微镜下放置，保证引流管头端达到目的引流点。选择合适备缝合线方式（图 10-1）。

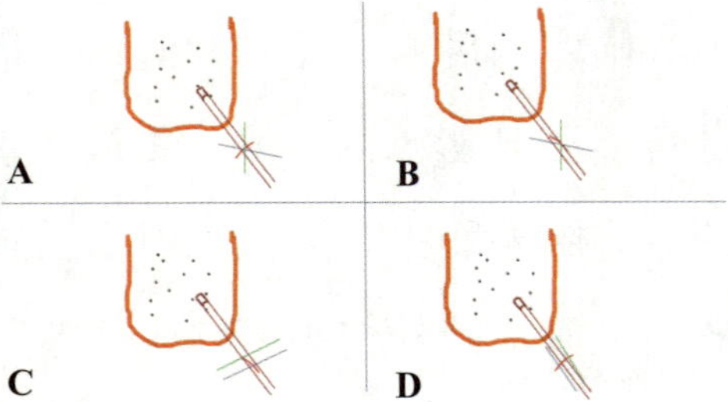

▲图 10-1　不同的引流管备缝合线方式（常用 C）

三、引流管放多长

距离目的引流点 3.5cm。

四、引流管相关问题

1. 引流管脱落。

2. 引流管无法拔出。

- 缝皮线或皮下线误伤。
- 被硬膜悬吊线固定。
- 骨缘卡住/盖孔板卡压（图 10–2）。
- 管道成角、筋膜卡压。

3. 引流管拔出后出血（图 10–3）。

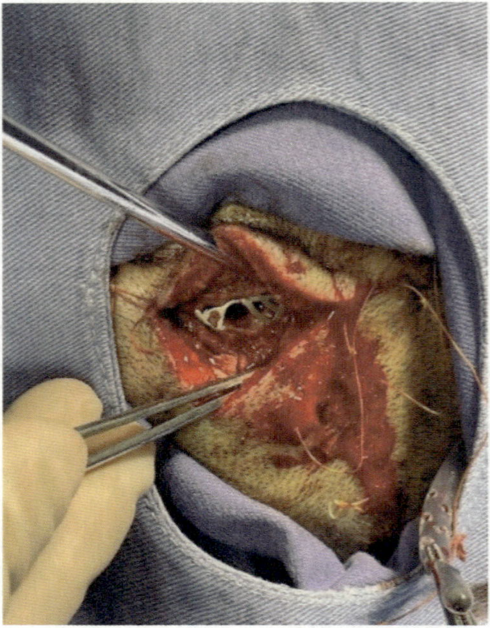

▲图 10–2　缺角盖孔板卡压引流管

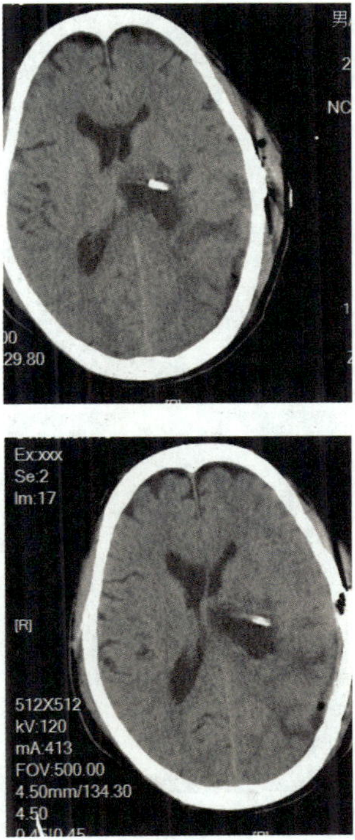

▲**图 10-3**　丘脑胶质瘤患者，拔出引流管前后的 CT，提示拔引流管导致颅内出血

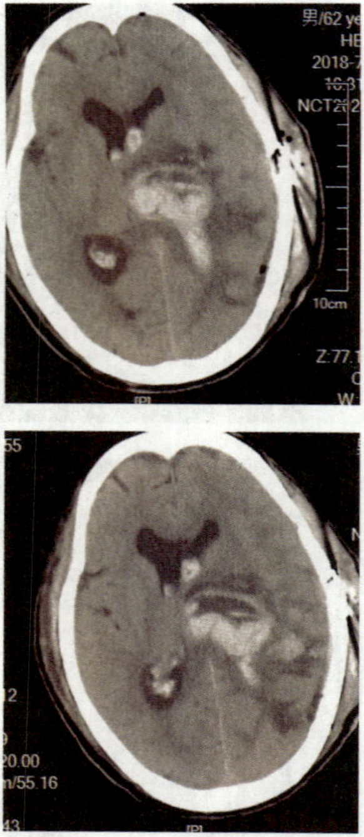

▲图 10-3（续） 丘脑胶质瘤患者，拔出引流管前后的 CT，提示拔引流管导致颅内出血

第 11 章　经典力学：颅骨钛片固定

一、三点固定

颅骨钛片固定，三点固定即可达到稳定。

二、钛片安放

在骨瓣边缘安放钛片时，要考虑到复位时骨缝的存在，尽量在骨瓣上靠边固定，使钛片有足够的长度桥接骨缝，以免搭空（图 11-1）。

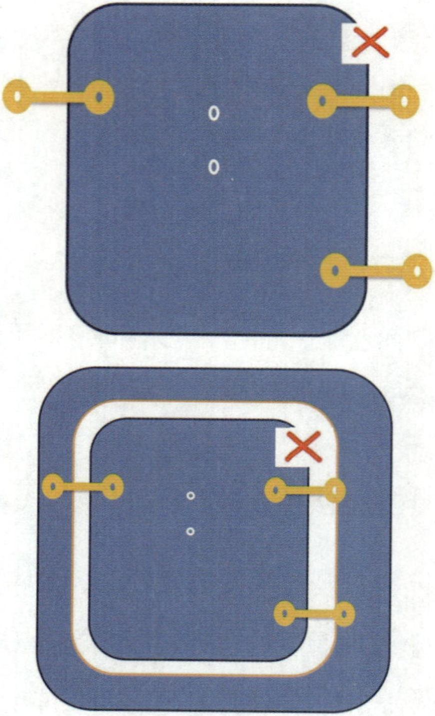

▲图 11-1 钛片固定示意，钛片等分安置，如果骨缝较宽，防止骨瓣容搭空

第 12 章　疏而不漏：切口缝合

头皮缝合是神经外科手术的“面子”，每位青年医生都要从缝好头皮做起。

——首都医科大学附属北京天坛医院神经外科张俊廷教授

一、头皮愈合不良分级

根据伤口愈合不良侵犯层次（头皮、颅骨、硬膜外及硬膜下）和范围（有无头皮缺损）进行分级，可分为7种类型（图12–1）。

二、伤口处理

对于不同伤口采用不同的处理方法（图12–2至图12–4）。

A 型：表皮愈合不良

B 型：简单愈合不良（小于 1cm）

C 型：简单愈合不良（小于 1cm）+CSFF

D 型：复杂愈合不良（大于 1cm）（无皮肤缺损）

E 型：复杂愈合不良（有皮肤缺损）

F 型：复杂愈合不良 + 骨髓炎

G 型：复杂愈合不良 + 骨髓炎 + 硬膜外积脓或脑脓肿

▲图 12-1　头皮愈合不良分级

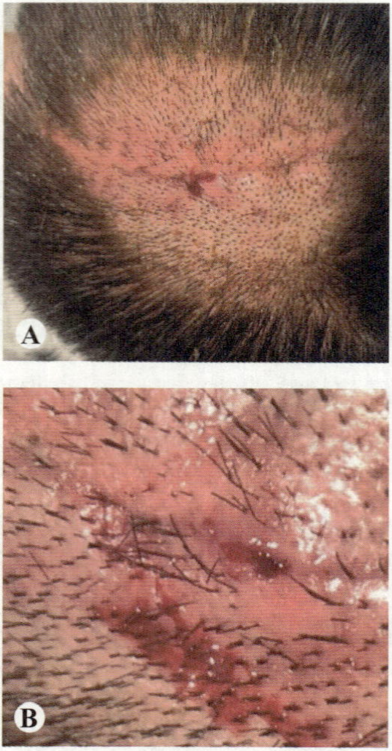

▲图 12-2　A 型伤口，先探查伤口，去除皮下线结后一期缝合；B 型伤口，先换药，促进皮肤生长，待皮肤条件满足缝合后再行二期缝合，必要时与整形外科多学科合作

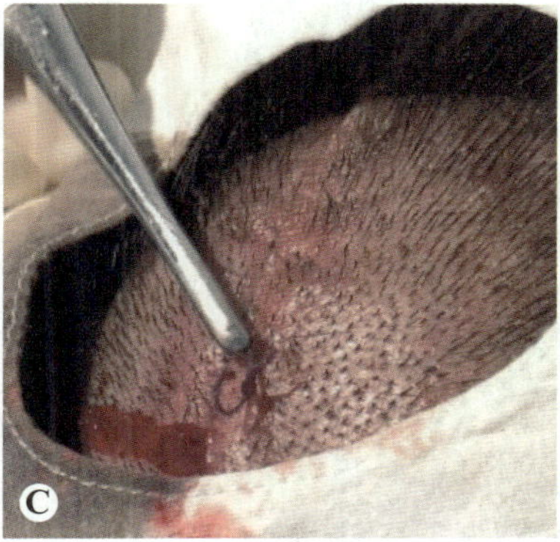

▲图 12–2（续）　A 型伤口，先探查伤口，去除皮下线结后一期缝合；B 型伤口，先换药，促进皮肤生长，待皮肤条件满足缝合后再行二期缝合，必要时与整形外科多学科合作

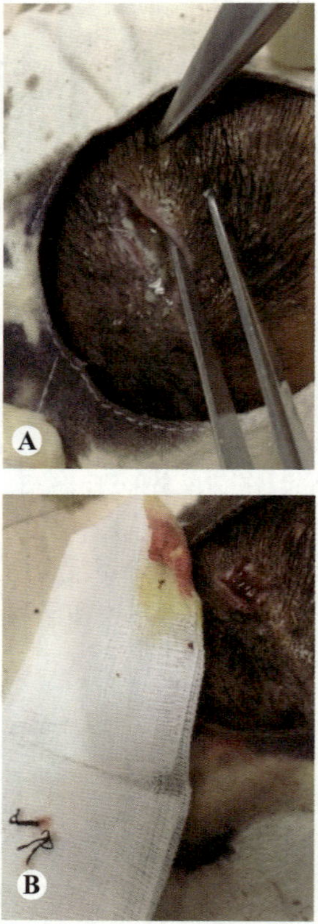

◀图 12-3 C 型伤口和 D 型伤口，均行探查伤口并清创，去骨瓣后再缝合伤口。伤口分泌物做细菌学培养，根据药敏进行抗生素治疗

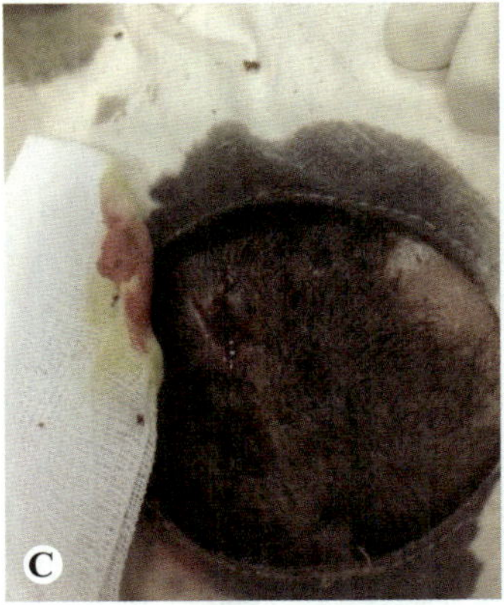

▲图 12-3（续）　**C 型伤口和 D 型伤口，均行探查伤口并清创，去骨瓣后再缝合伤口。伤口分泌物做细菌学培养，根据药敏进行抗生素治疗**

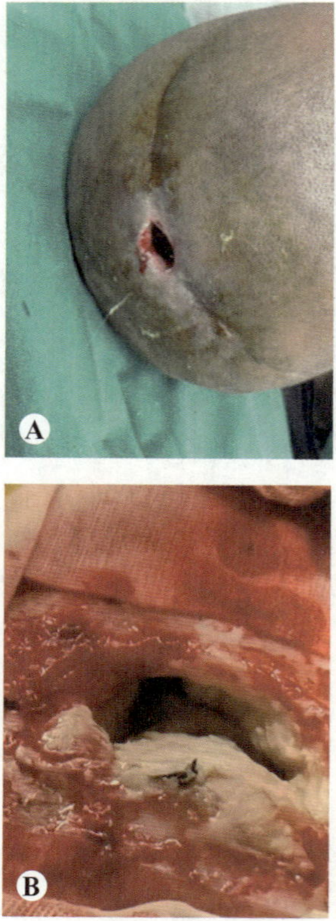

▲图 12-4 E 型伤口、F 型伤口和 G 型伤口，需要再次手术清创，去除植入物，直视下清除病灶

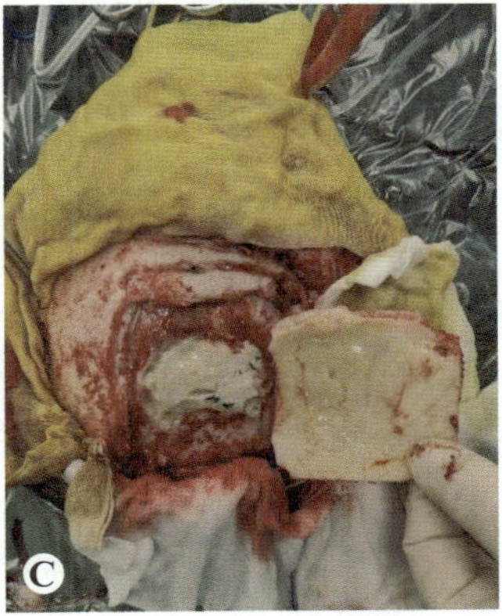

▲图 12-4（续）　**E** 型伤口、**F** 型伤口和 **G** 型伤口，需要再次手术清创，去除植入物，直视下清除病灶

后 记

本书的读者受众主要是神经外科专业新入科的研究生、住院医师等“新手”，语言和内容比较粗浅。资深的专家学者可能会对“开关颅”这类题材“不屑一顾”，觉得过于简单，但我还是乐此不疲写了出来，欢迎“拍砖”赐教，直接告诉我或发邮件给我（shuyuhao@mail.ccmu.edu.cn），您的宝贵意见我一定认真学习，并在下一版中为您署名。

本书的素材主要来自于我所轮转过的科室，感谢指点我的各位前辈和老师，特别感谢跟我一起成长的、曾经在神经外科肿瘤六病房学习工作过的各级住院总医师们，大部分内容来自于他们的日常成长记录。

感谢卢盛华博士对本书编写做出的巨大贡献，没有他的帮助和付出，本书不可能顺利完稿。

最后感谢患者对我们的包容，感谢手术室的护士们对我们成长的陪伴。

感谢中国科学技术出版社的编辑

在本书出版过程中给予的帮助，没有你们的鼓励和支持，本书难以付梓出版。

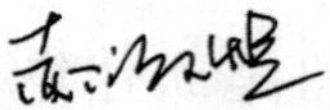